표지판의 의미

알맞은 표지판의 의미를 찾아 선으로 연결해 보세요.

 • • 공사 중
공사를 하고 있어요.

 • • 비상구
사고가 일어날 때 대피할 수 있는 출입구예요.

 • • 보행자 횡단 금지
보행자의 횡단을 금지한 곳이에요.

 • • 자전거 전용 도로
자전거만 다닐 수 있는 도로예요.

단어 찾기

ㅂ으로 시작하는 단어를 찾고, 빈칸에 모두 몇 개인지 적어보세요.

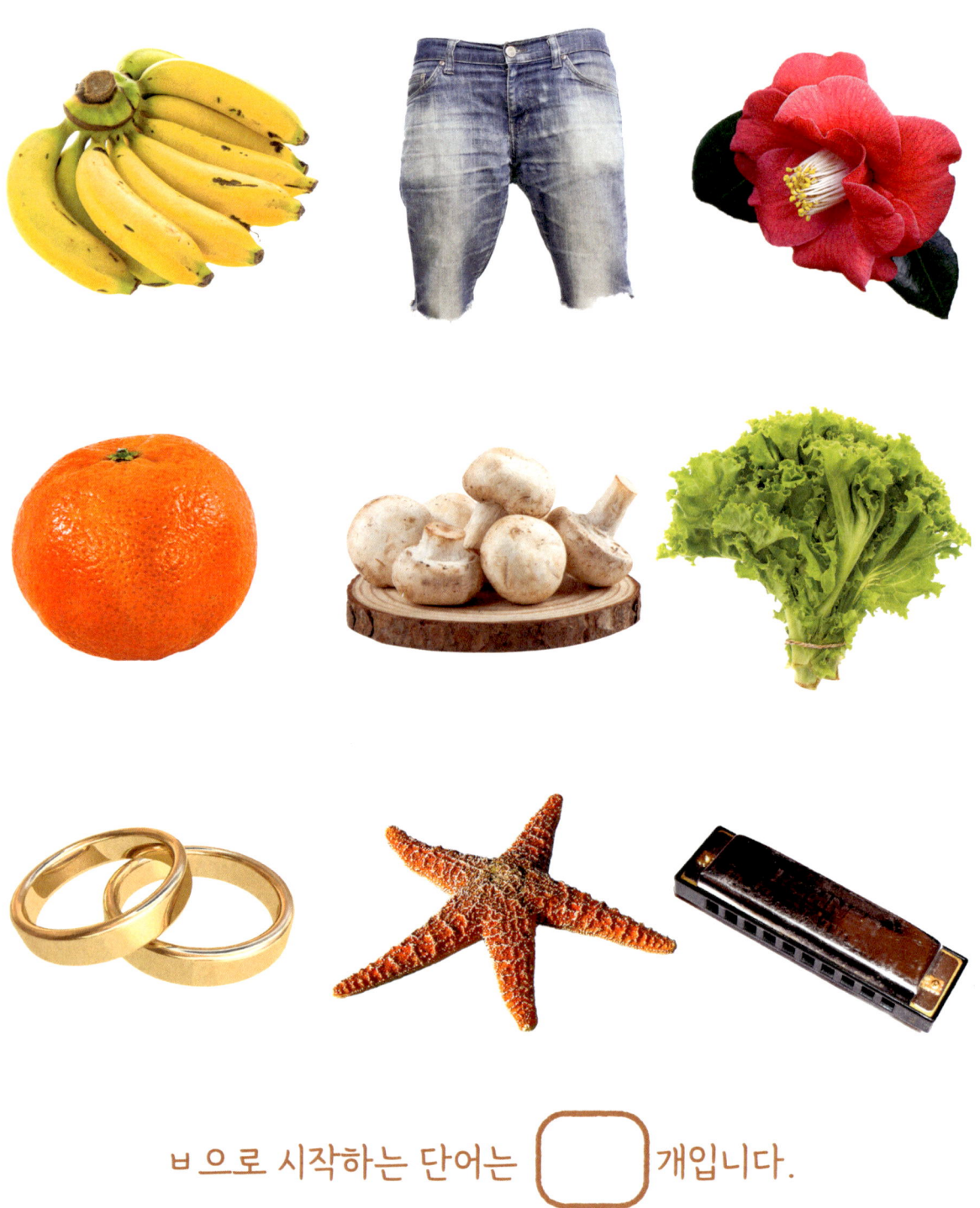

ㅂ으로 시작하는 단어는 ☐ 개입니다.

화분 주인 찾기

대화를 참고하여 화분 아래 있는 빈칸에 화분의 주인 이름을 적어보세요.

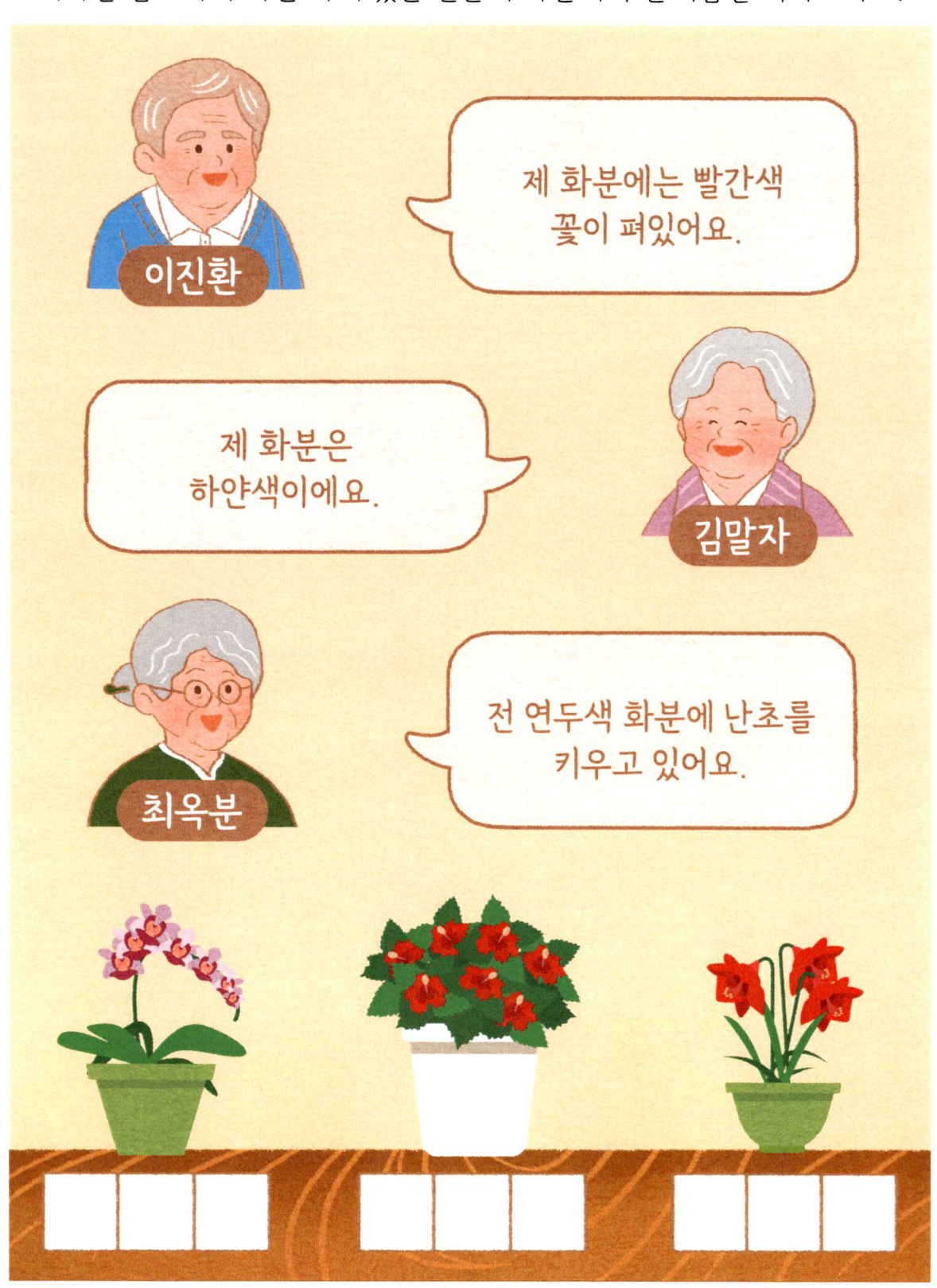

시지각력 훈련   년 월 일 요일

그림 색칠하기

아래 그림을 원하는 색으로 자유롭게 색칠해 보세요.

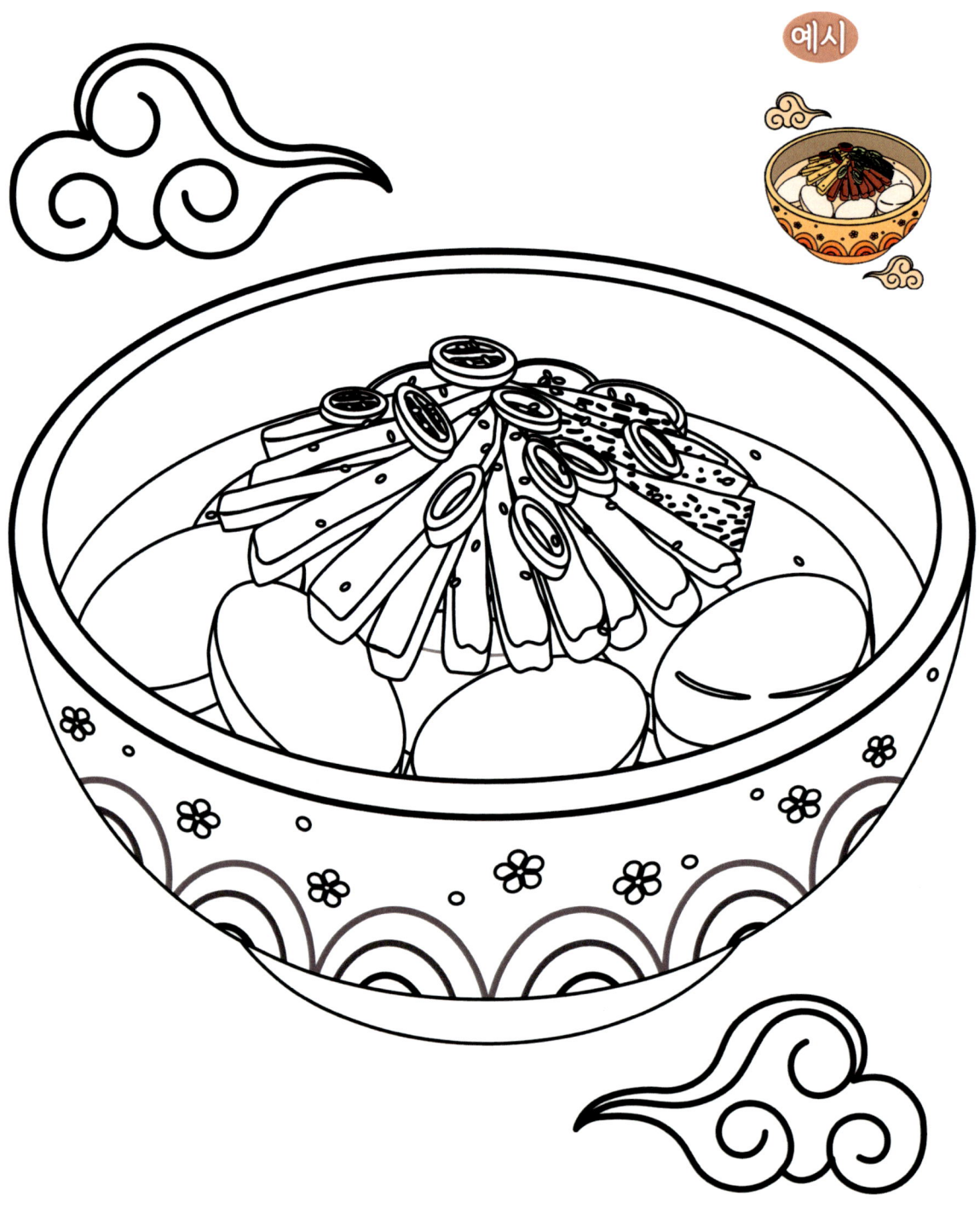

계산력 훈련

접시 속 초밥

〈보기〉를 보고 각 접시의 가격이 얼마인지 빈칸에 적어보세요.

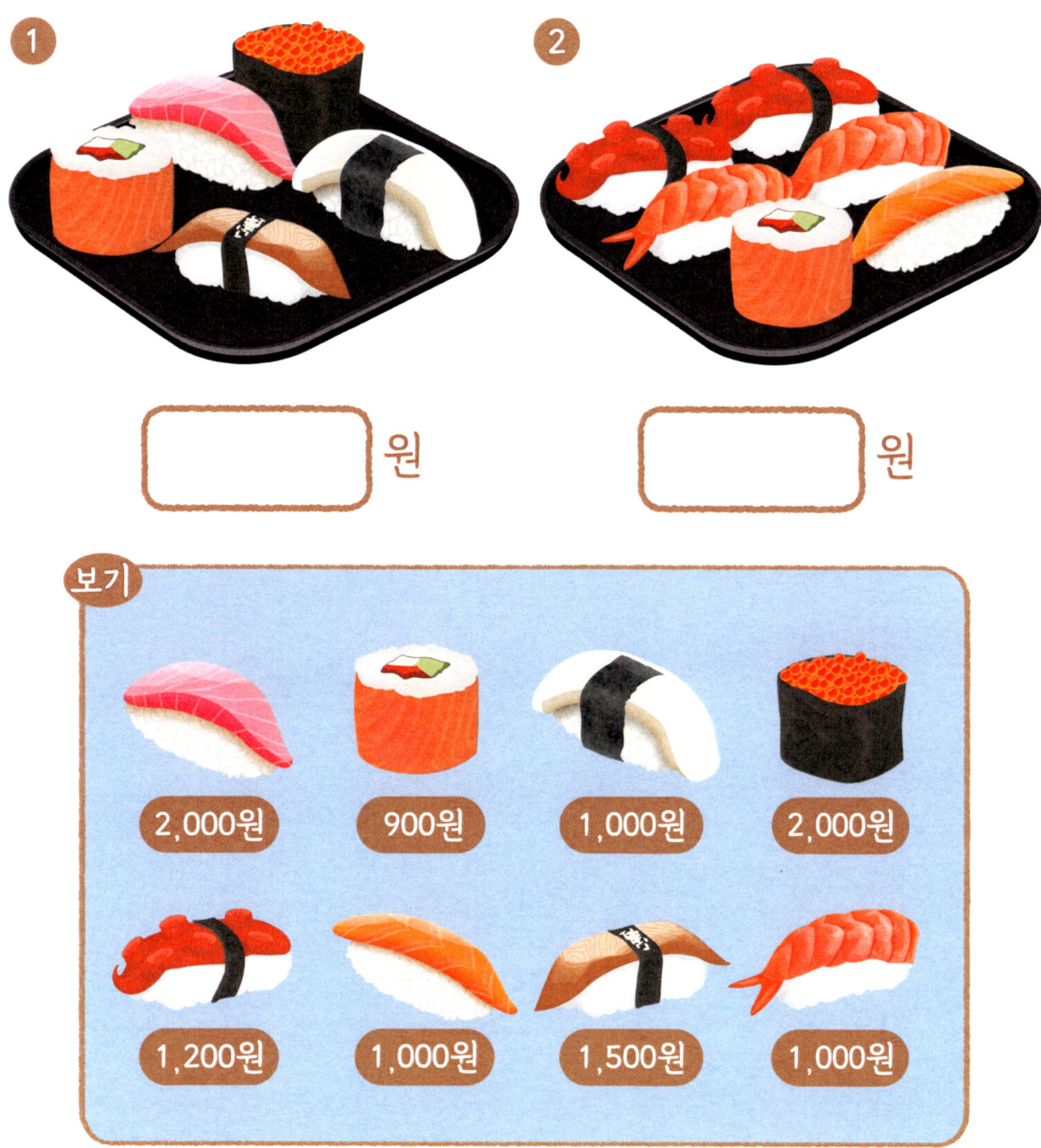

어떤 접시가 더 비싼가요? 정답: _____

숫자 쓰기

<보기>의 그림을 참고하여 빈칸에 숫자를 써보세요.

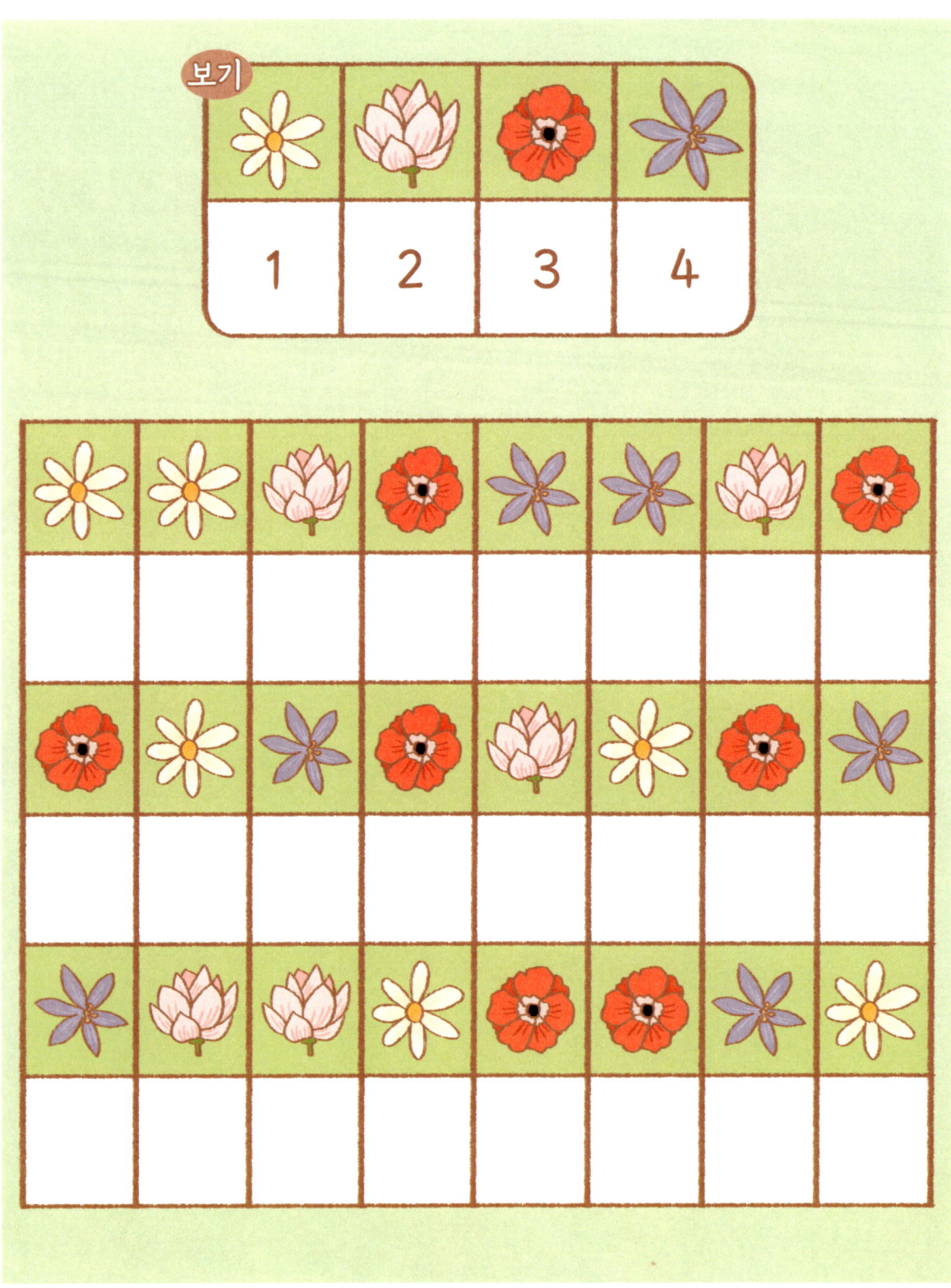

기억력 훈련   년   월   일   요일

과일화채 만들기 1

필요한 재료를 잘 기억하고, 다음 장으로 넘어가세요.

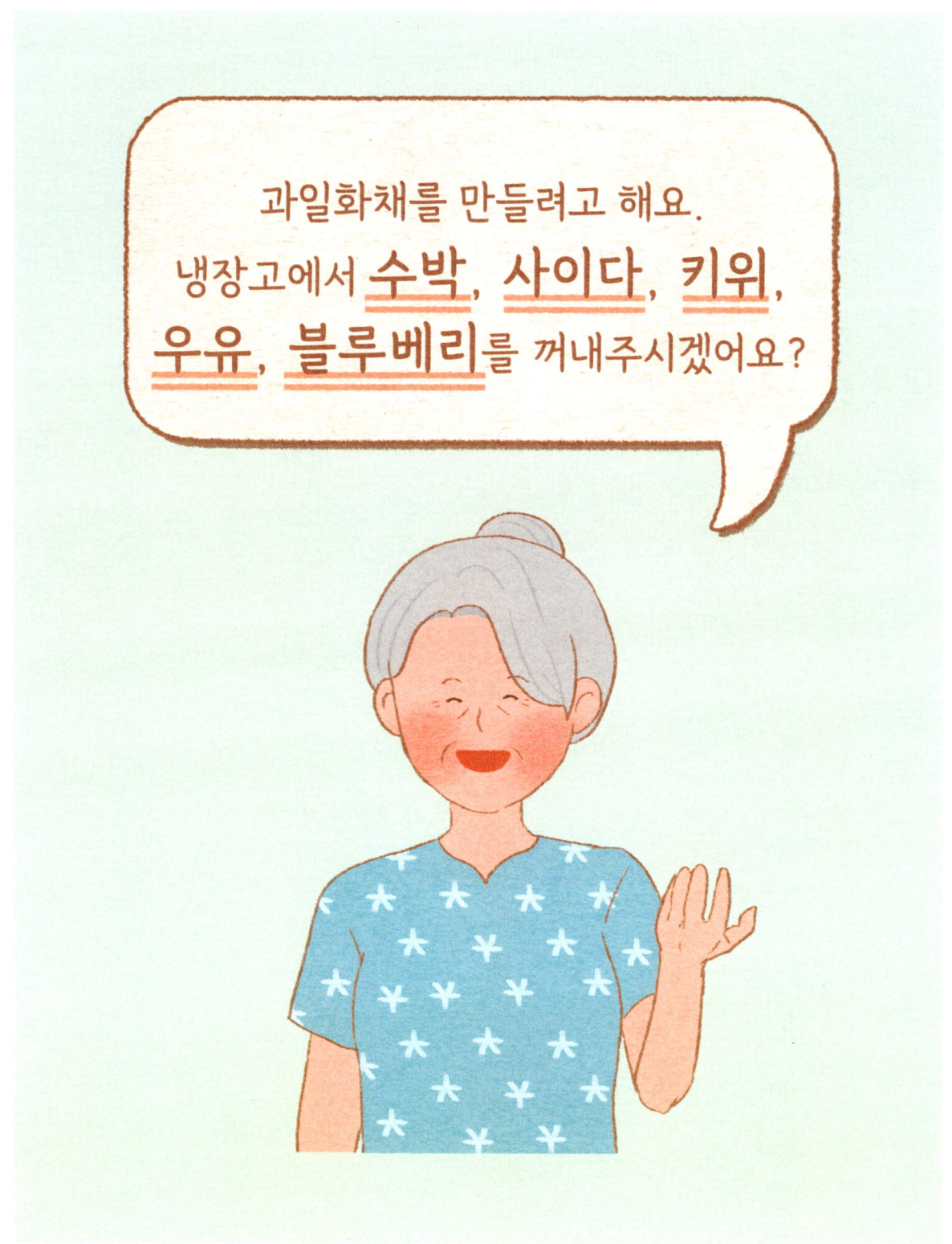

과일화채 만들기 2

앞 장을 잘 기억해 보고, 필요한 재료를 찾아 동그라미 해보세요.

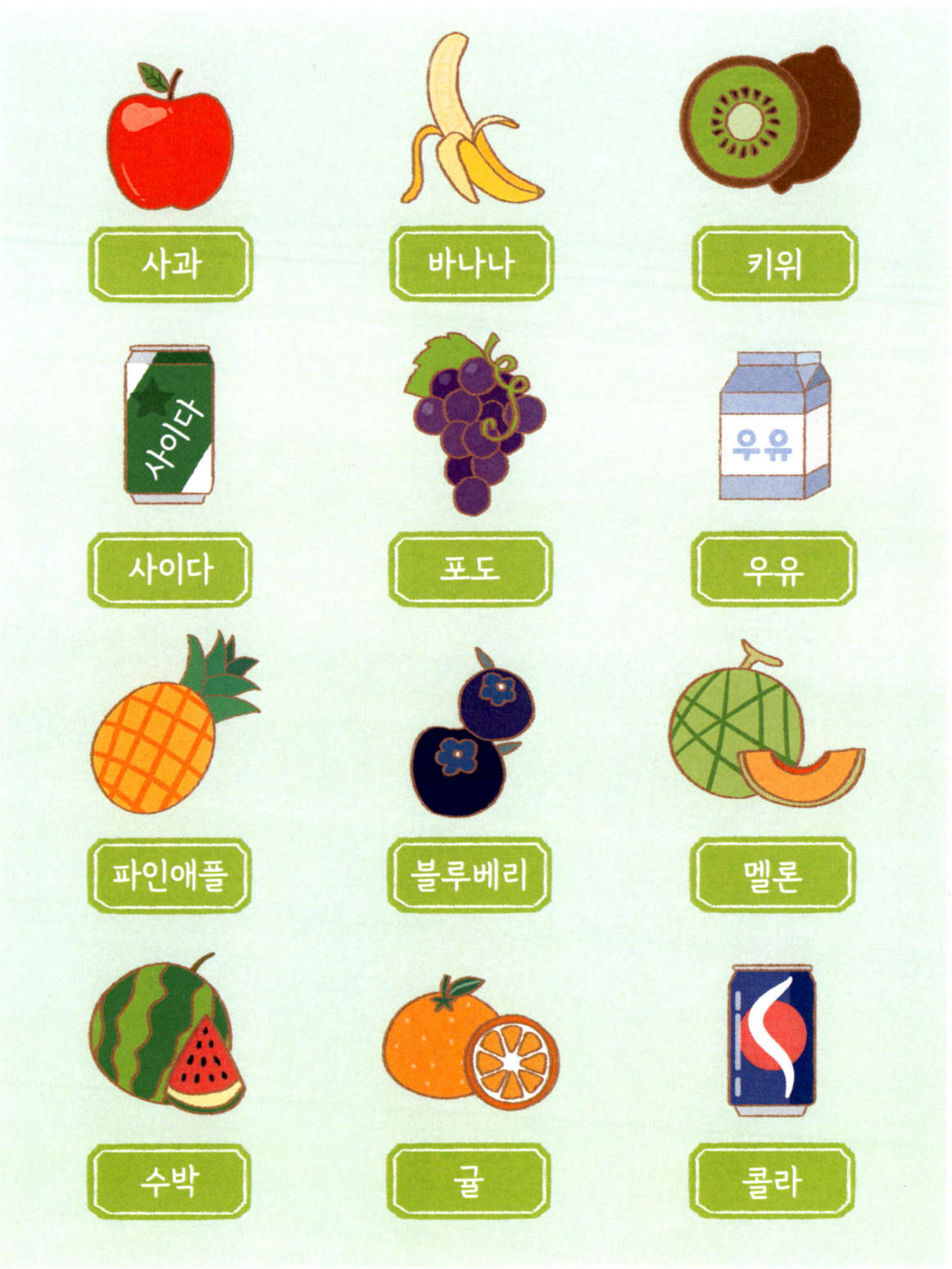

현실감각 훈련　　　　　　　　　　　　　　　년　월　일　요일

생활상식 퀴즈

아래의 질문을 잘 읽어보고 알맞은 정답을 찾아보세요.

재활용 쓰레기가 아닌 것은 무엇인가요?

① 신문지　　　　　② 철사
③ 음료수병　　　　④ 일회용 기저귀

신호등은 어떤 색일 때 건너야 하나요?

① 초록색　　　　　② 노란색
③ 빨간색　　　　　④ 하얀색

은행에서 일반적으로 할 수 있는 일은 무엇인가요?

① 영화 보기　　　　② 통장에 돈 넣기
③ 택배 보내기　　　④ 책 빌리기

병원에서 일반적으로 할 수 있는 일은 무엇인가요?

① 진료받기　　　　② 비행기 타기
③ 통장 만들기　　　④ 편지 보내기

문장 완성하기

그림을 보고 올바른 문장이 되도록 순서에 맞게 번호를 적어보세요.

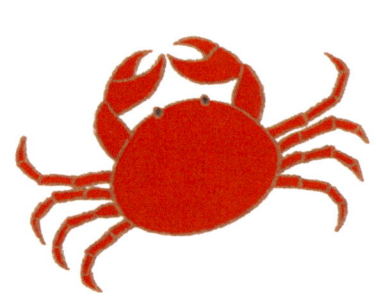

게는	걷는다.	옆으로

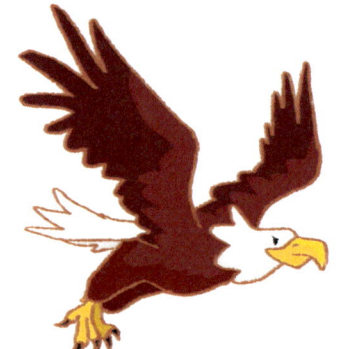

하늘을	난다.	독수리가

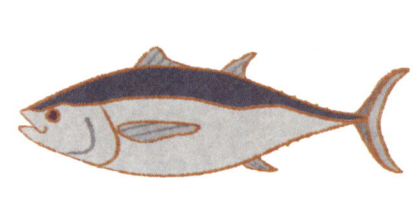

친다.	물고기가	헤엄을

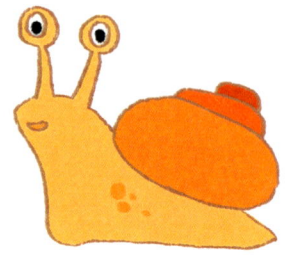

기어간다.	느리게	달팽이가

우리 몸의 감각

그림을 보고 그림과 알맞은 감각을 찾아 선으로 연결해 보세요.

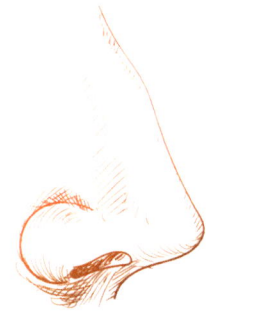
• • **시각**
그림을 볼 수 있어요.

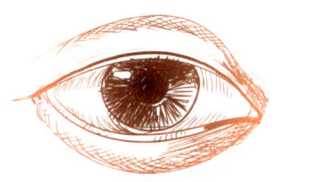
• • **청각**
하모니카 소리를 들을 수 있어요.

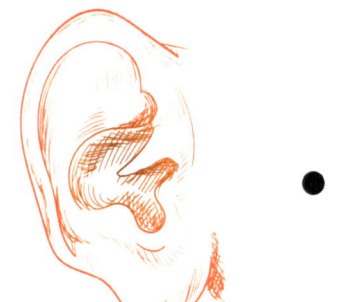
• • **후각**
꽃향기를 맡을 수 있어요.

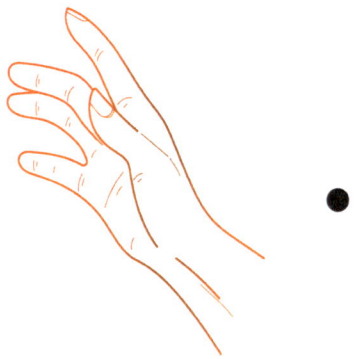
• • **촉각**
부드러운 강아지의 털을 만질 수 있어요.

똑같이 그리기

왼쪽 그림을 보고 오른쪽에 똑같이 따라 그려 보세요.

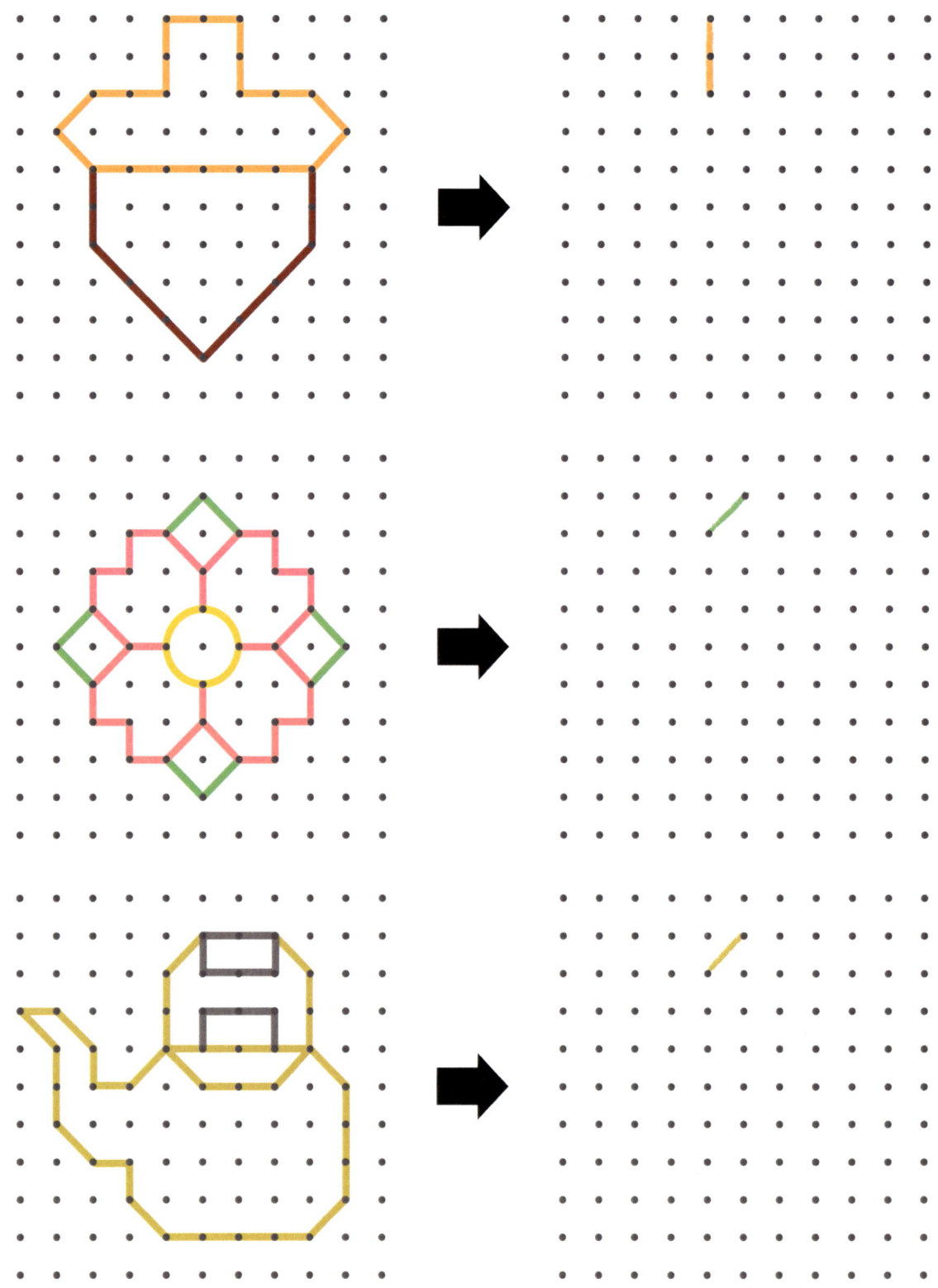

무게 비교하기

그림을 보고 가장 가벼운 과일부터 순서대로 적어보세요.

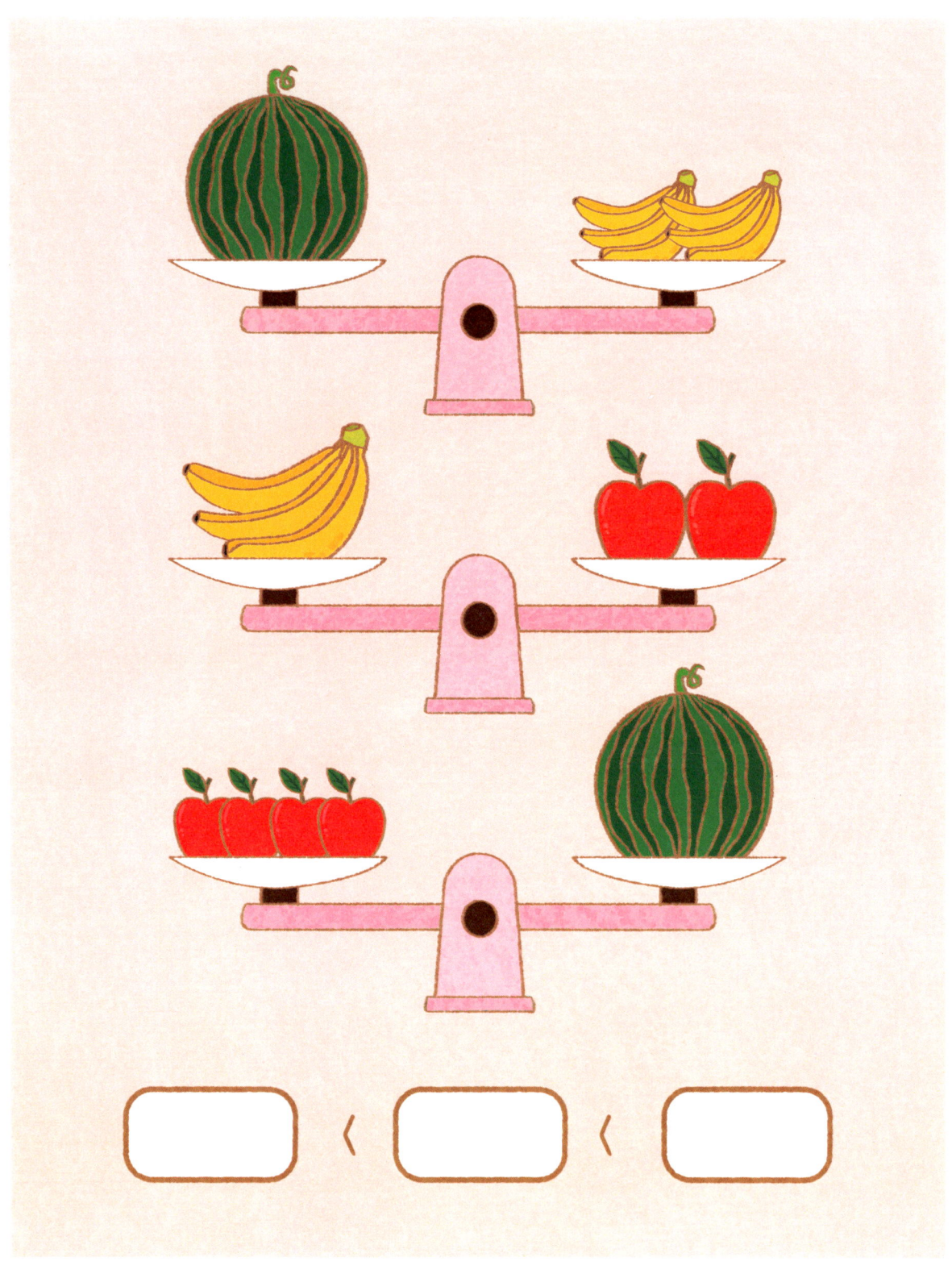

다른 그림 찾기

두 그림의 다른 부분 5곳을 찾아 동그라미 해보세요.

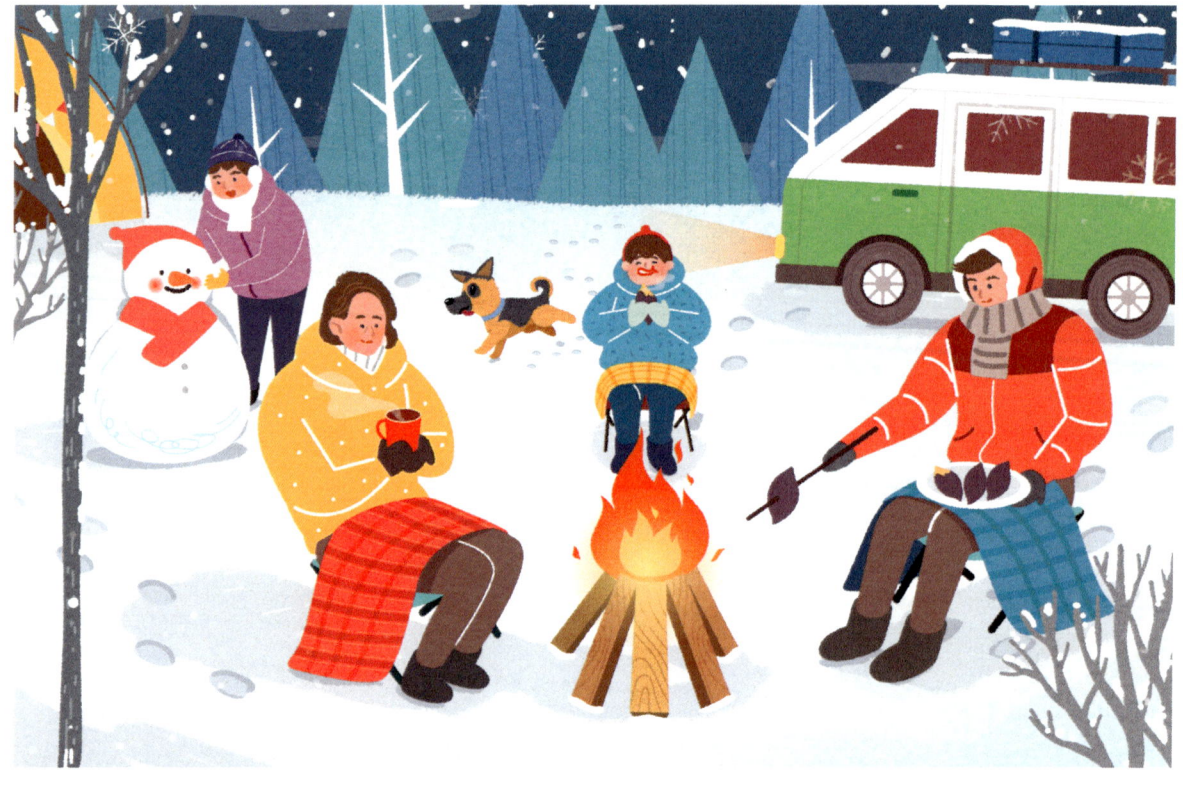

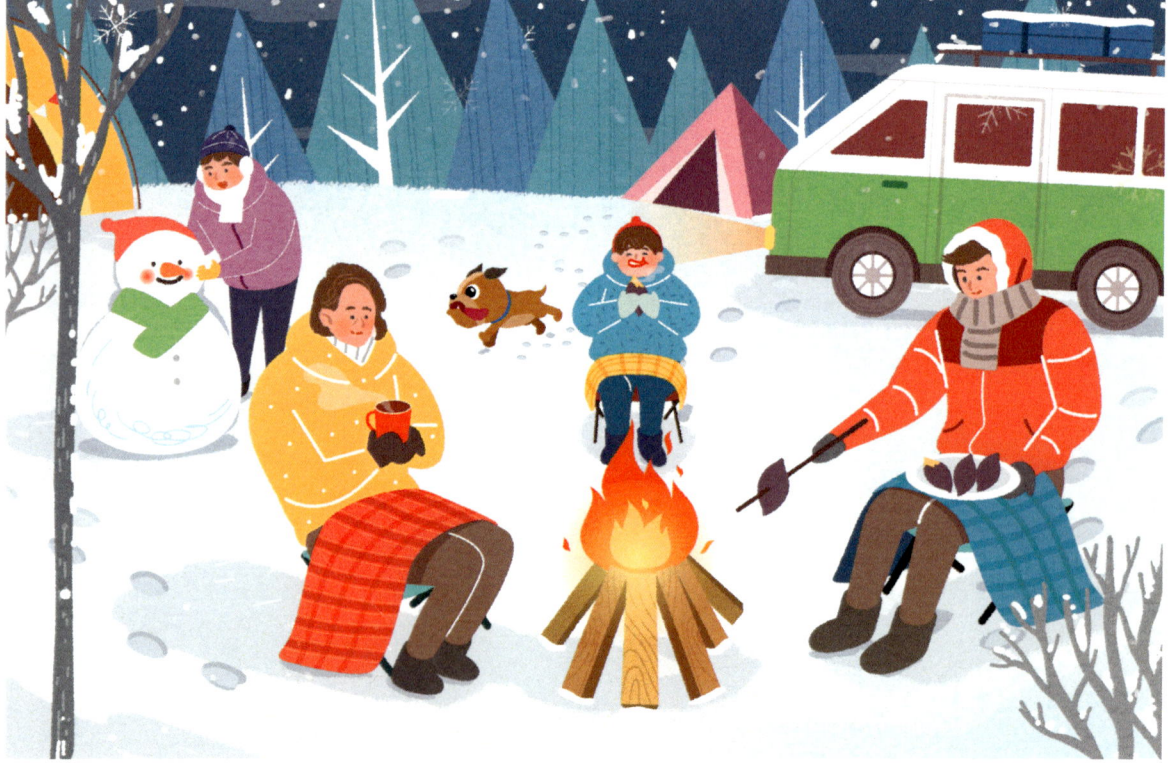

문장 완성하기

그림을 보고 올바른 문장이 되도록 알맞은 말에 동그라미 해보세요.

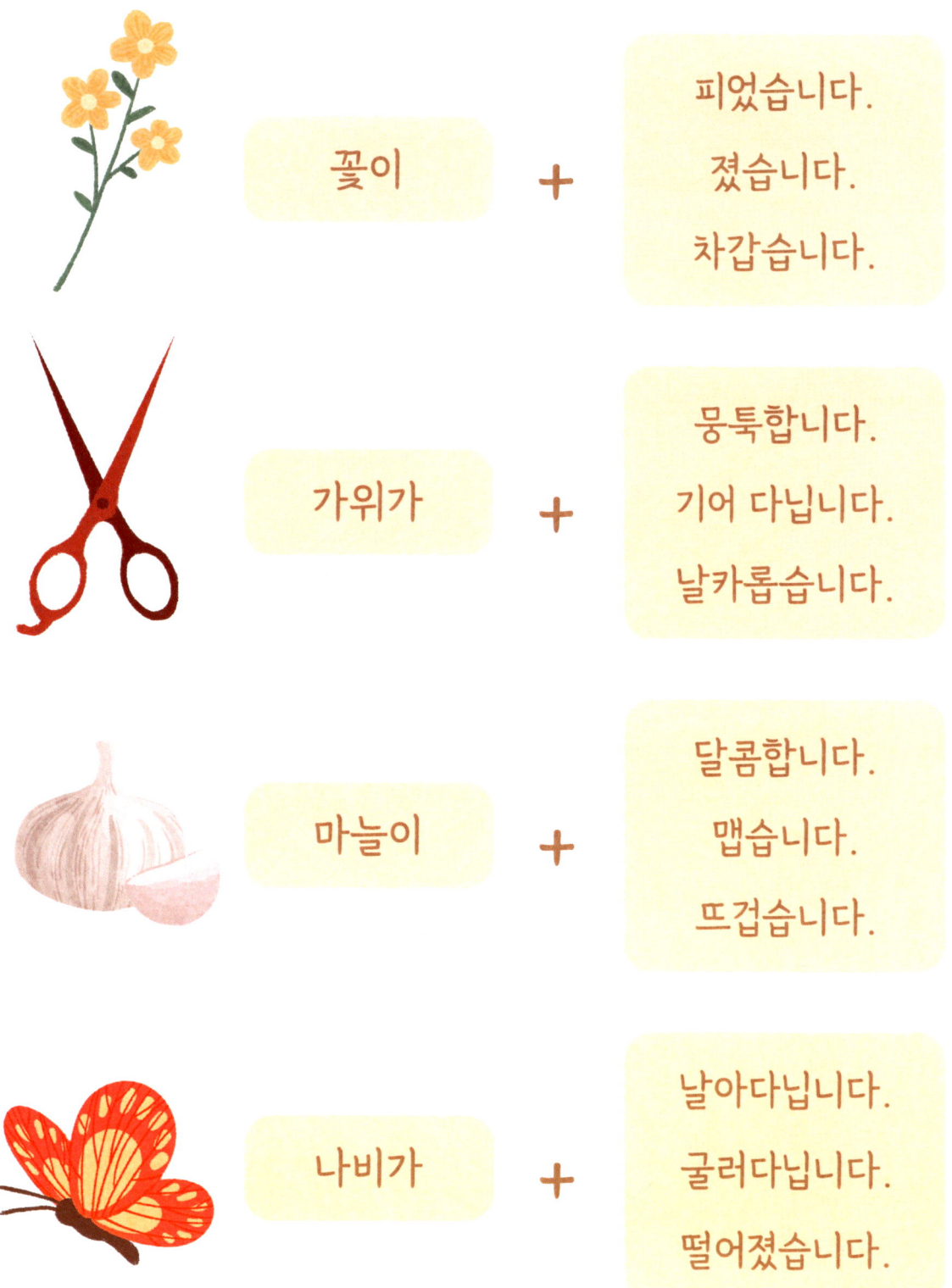

그림자 알아맞히기

그림을 보고 어떤 것의 그림자인지 선으로 연결해 보세요.

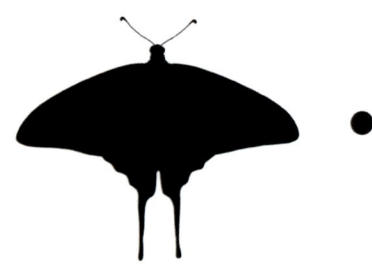 •   • 거북이

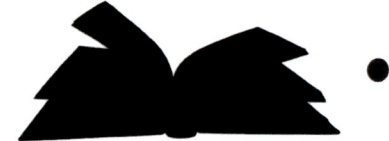 •   • 잠자리

 •   • 토끼

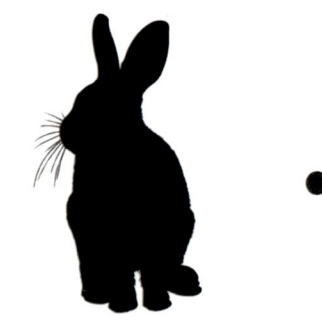 •   • 나비

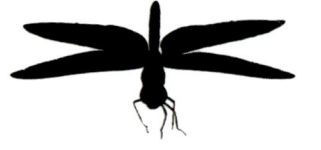 •   • 책

계산력 훈련   년   월   일   요일

매운탕 재료 사기

매운탕 재료를 산 후 돈이 얼마나 남았는지 계산해 보세요.

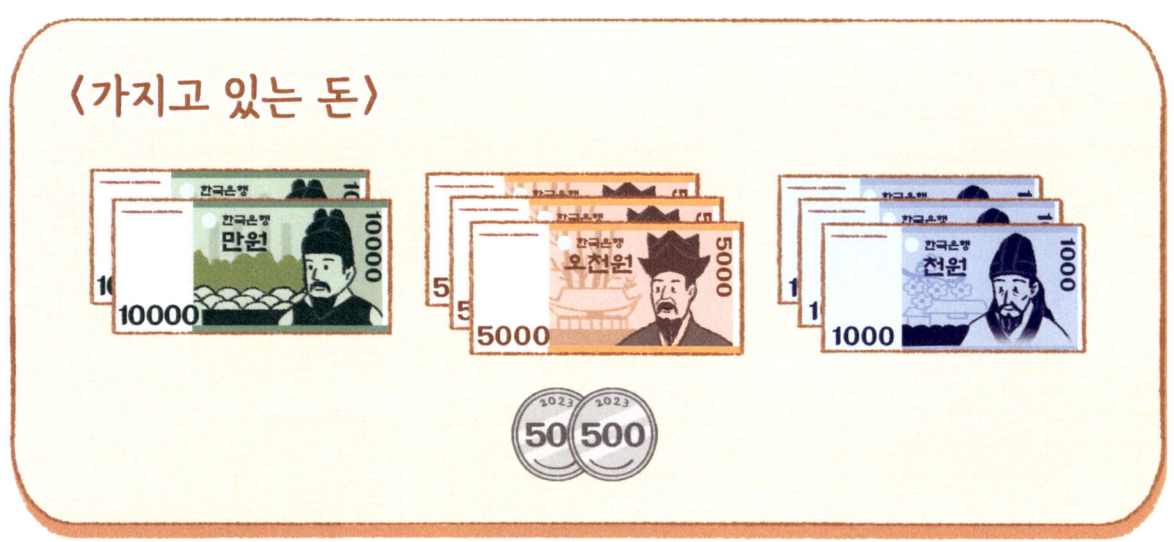

〈사려고 하는 재료〉

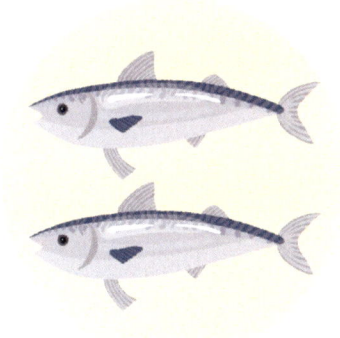
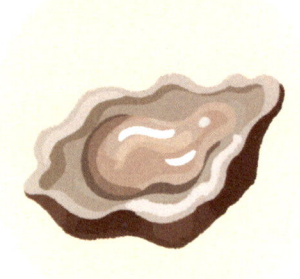
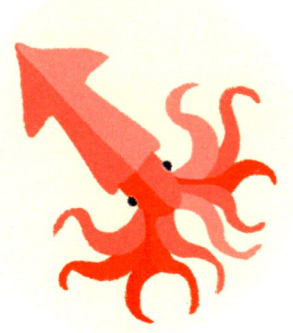

고등어 8,000원   굴 1kg 10,000원   오징어 7,000원
  2마리   1kg   1마리

남은 금액은 _____ 원입니다.

맛 알아맞히기

그림을 보고 알맞은 맛을 찾아 선으로 연결해 보세요.

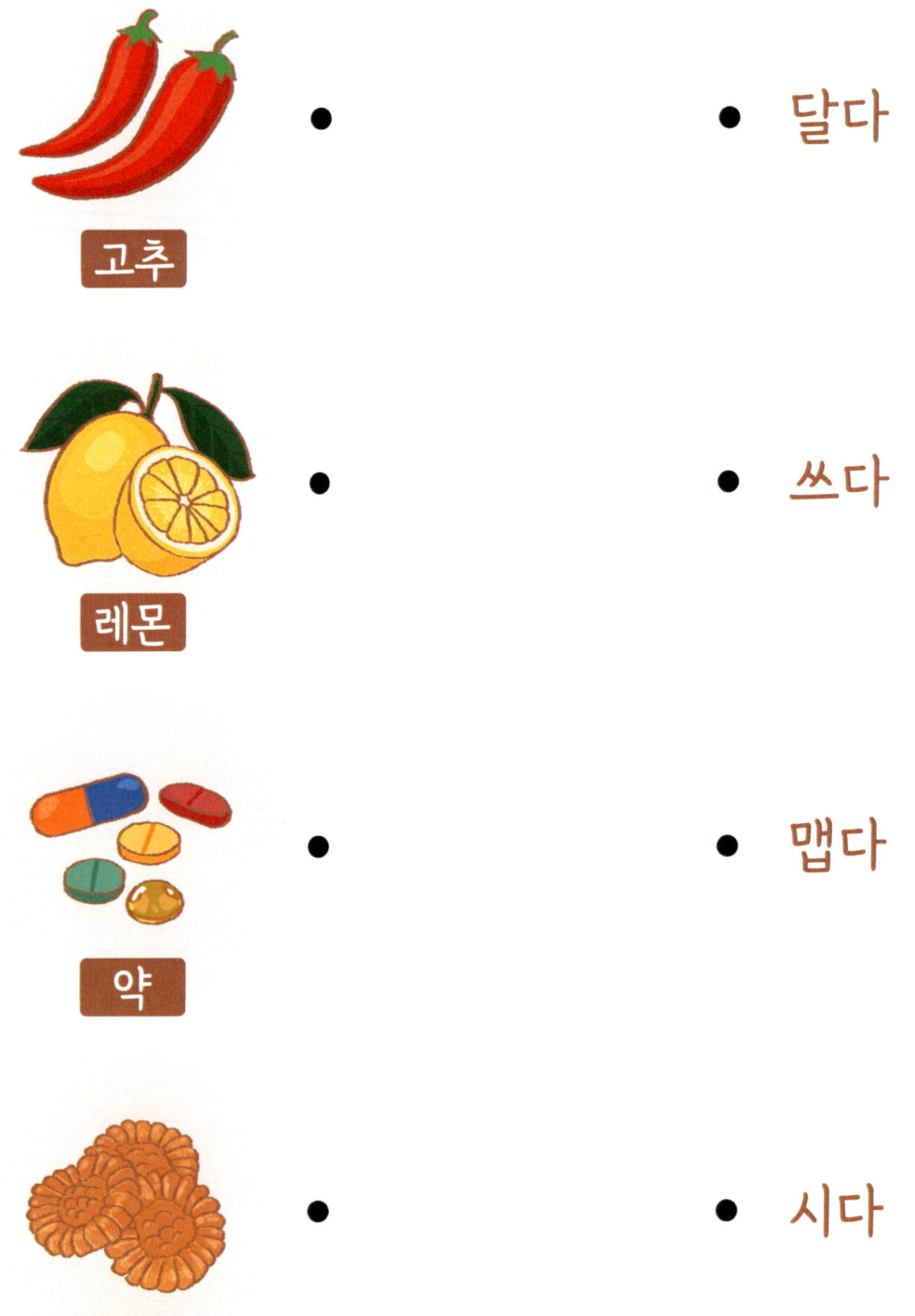

규칙 따라 길 찾기

아래의 규칙을 따라 출발에서 도착까지 가보세요.

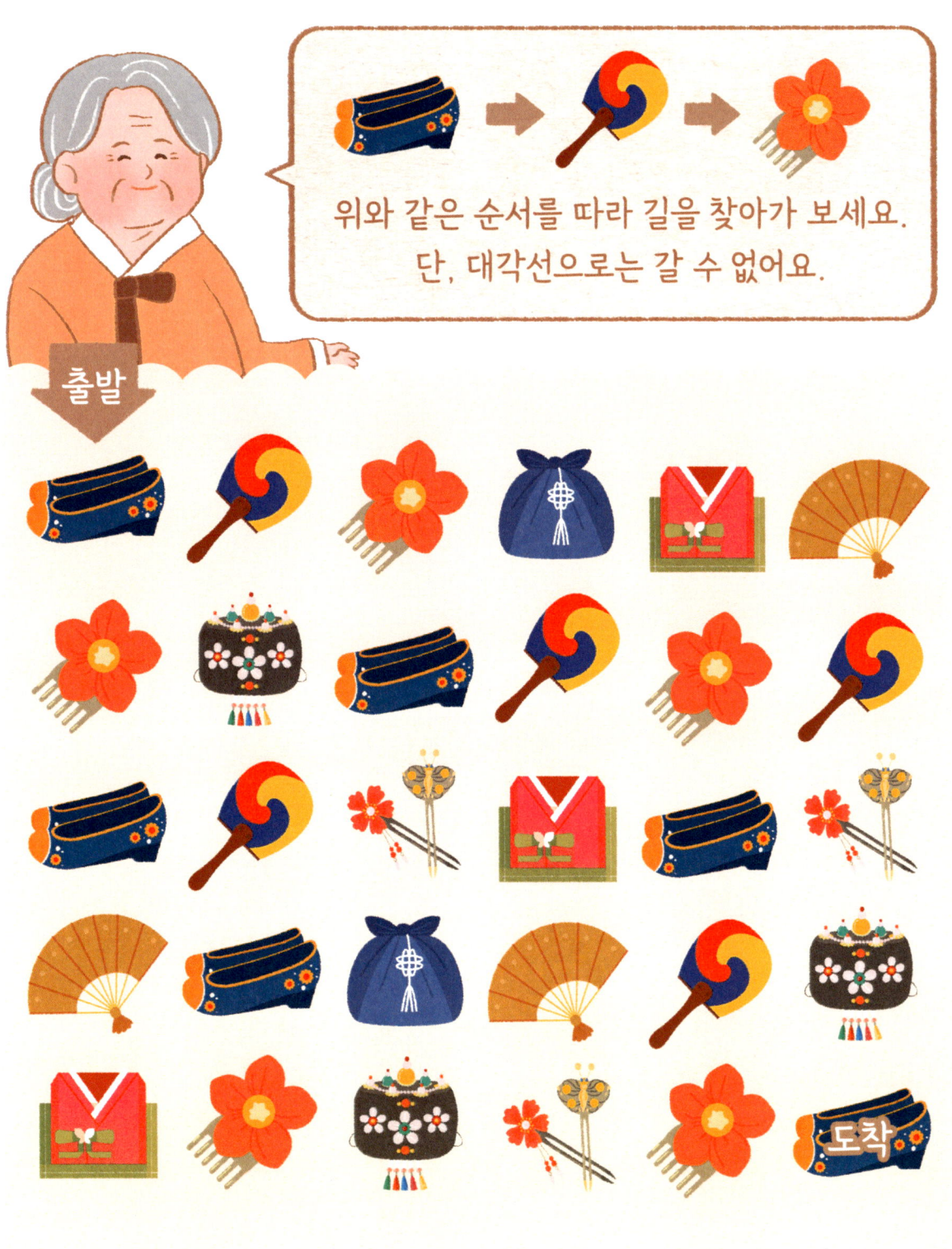

방패연 무늬 그리기

방패연에 원하는 무늬를 자유롭게 그리고, 좋아하는 색으로 색칠해 보세요.

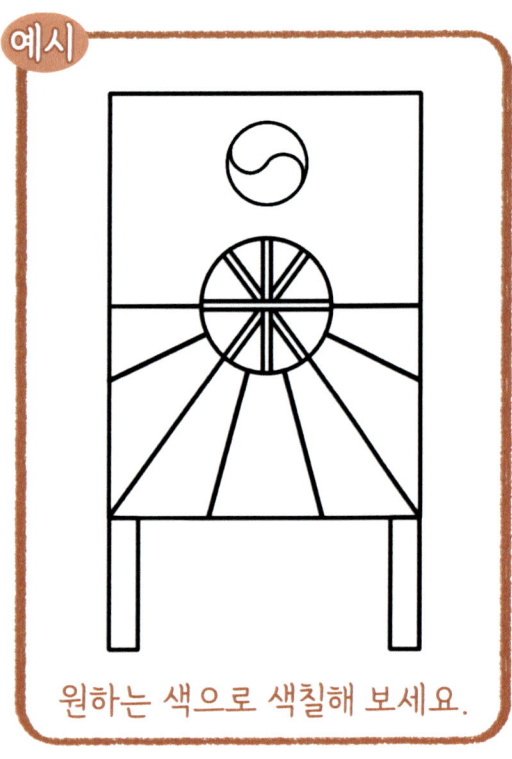

원하는 색으로 색칠해 보세요.

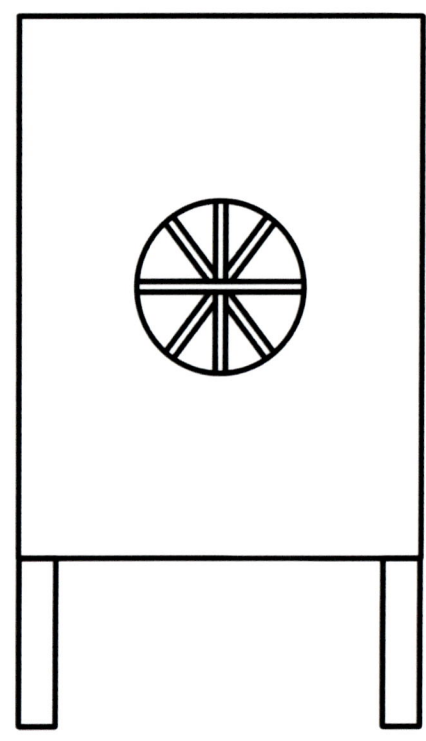

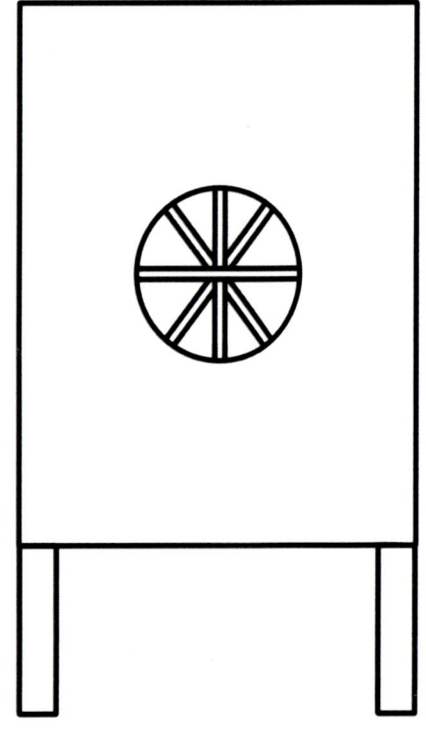

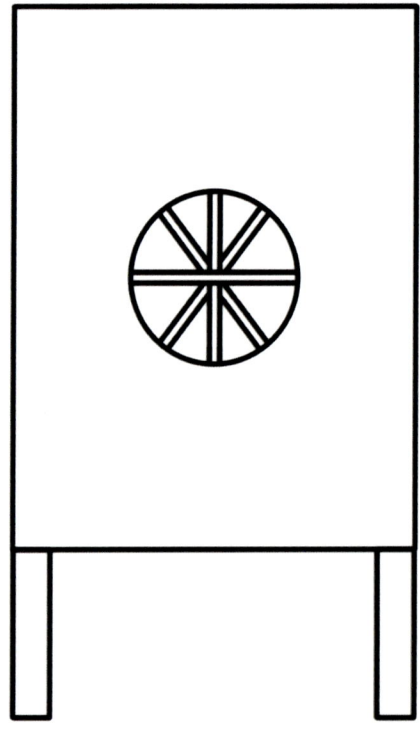

기억력 훈련   년 월 일 요일

그림 기억하기 1

그림을 잘 기억하고, 다음 장으로 넘어가세요.

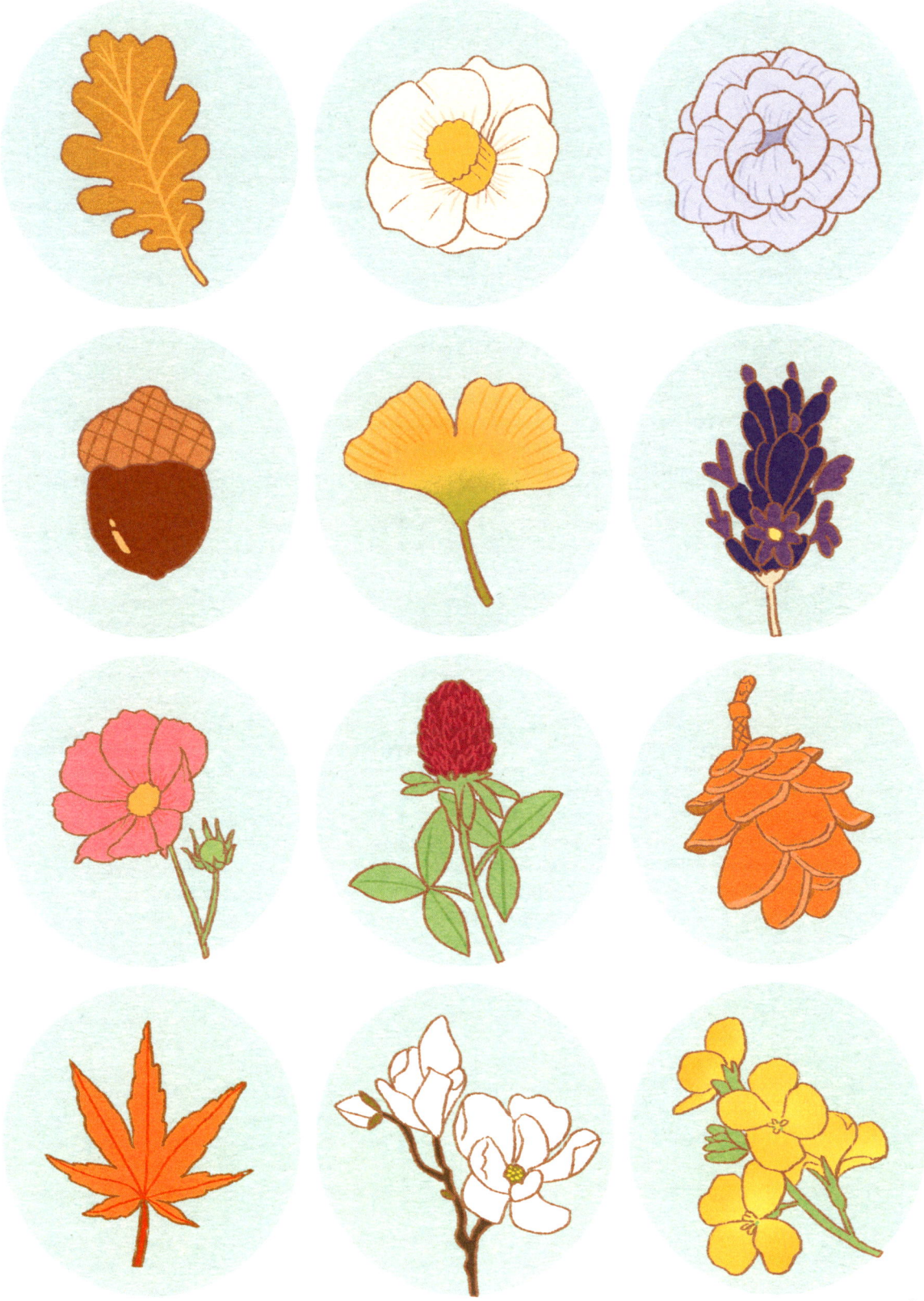

그림 기억하기 2

앞 장을 잘 기억해 보고, 바뀐 모습 네 군데를 찾아 동그라미 해보세요.

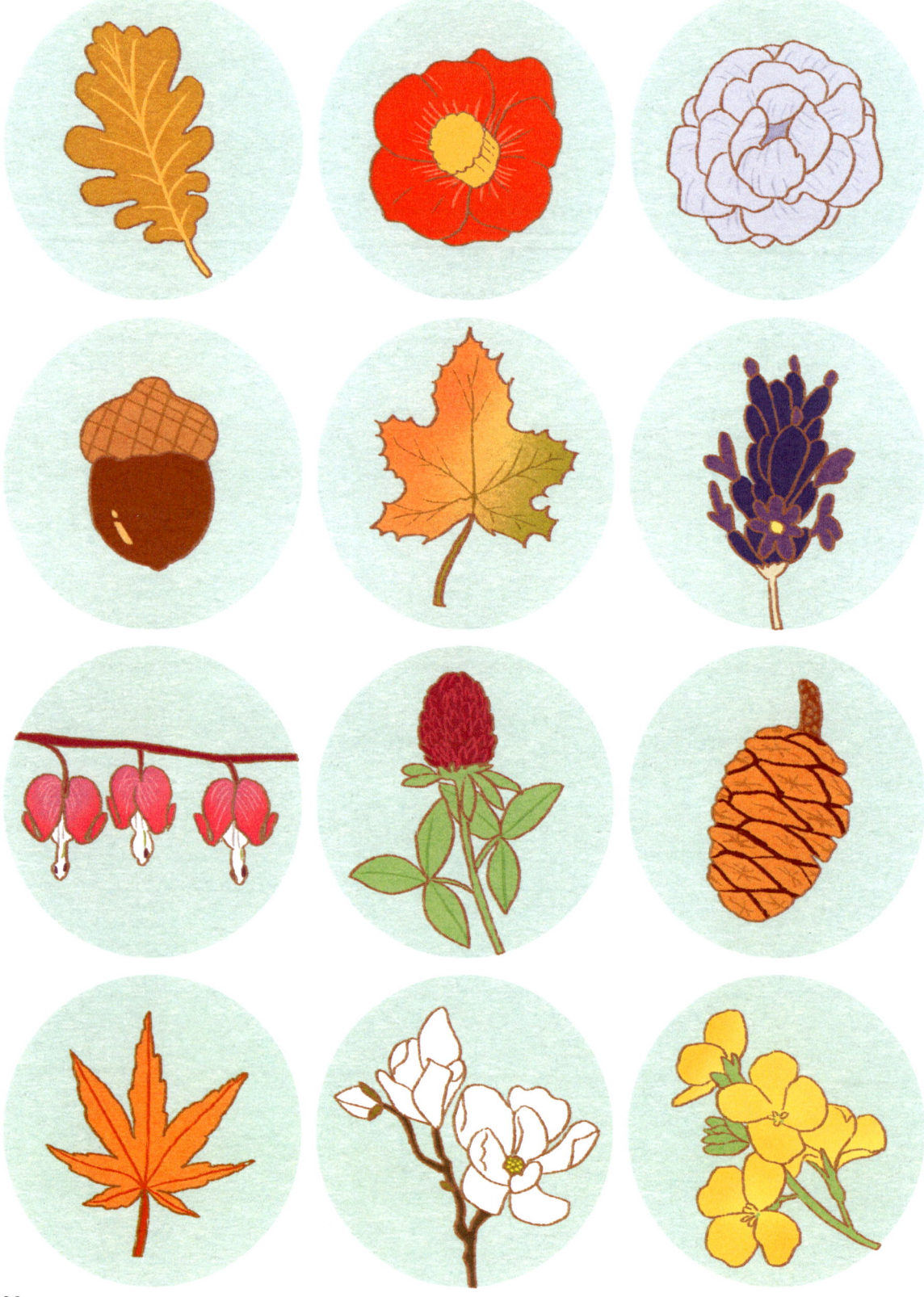

어제 일기

어제의 모습을 떠올리며, 어제의 일기를 적어봐요.

✽ 어제 날씨는 어땠나요?

✽ 어제 기분은 어땠나요? 나의 모습을 그려봐요.

😊 좋았어요.   😐 보통이었어요.   😔 우울했어요.

🙂 괜찮았어요.   😠 화났어요.   😢 슬펐어요.

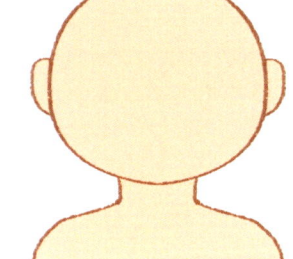

✽ 어제는 어떤 음식을 먹었나요?

아침: _____

점심: _____

저녁: _____

간식: _____

가장 맛있었던 음식: _____

✽ 어제 어떤 사람을 만났는지 적어보세요.

_____

✽ 어제 어떤 곳에 갔는지 적어보세요.

_____

✽ 어제 무슨 일을 했는지 적어보세요.

_____

_____

정답

p.1

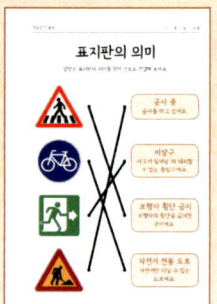

p.2

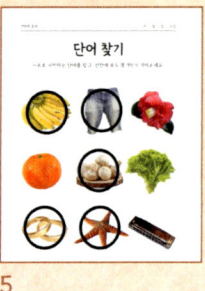

5

p.3

최옥분, 김말자, 이진환

p.5

1. 900+2,000+2,000
+1,500+1,000
=7,400원

2. 1,200+1,200+1,000
+1,000+1,000+900
=6,300원

1번 접시

p.6

11234423
31432134
42213341

p.8

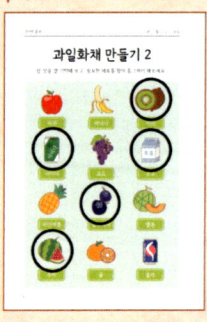

p.9

4
1
2
1

p.10

1,3,2
2,3,1
3,1,2
3,2,1

p.11

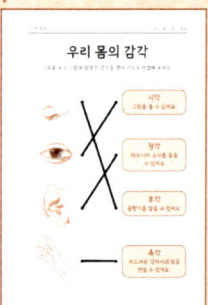

p.13

사과<바나나<수박

p.14

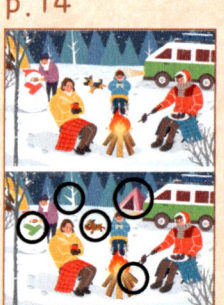

p.15

피었습니다.
날카롭습니다.
맵습니다.
날아다닙니다.

p.16

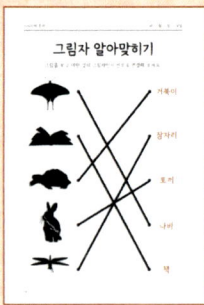

p.17

6,000원

39,000-8,000-8,000
-10,000-7,000
=6,000

p.18

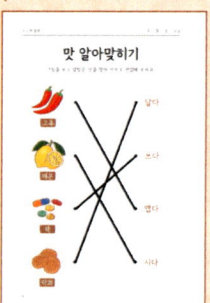

p.19

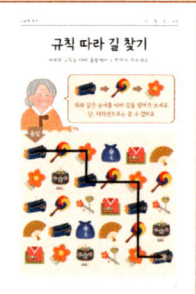

p.22

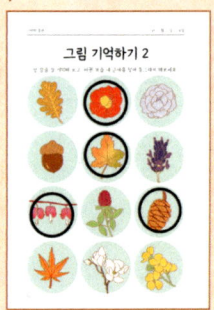